AF363598

OBSERVATION

INTÉRESSANTE

SUR

UN ACCOUCHEMENT,

Par Madame BELLAMI, Maîtresse Sage-Femme, rue S. Antoine, près la vieille rue du Temple.

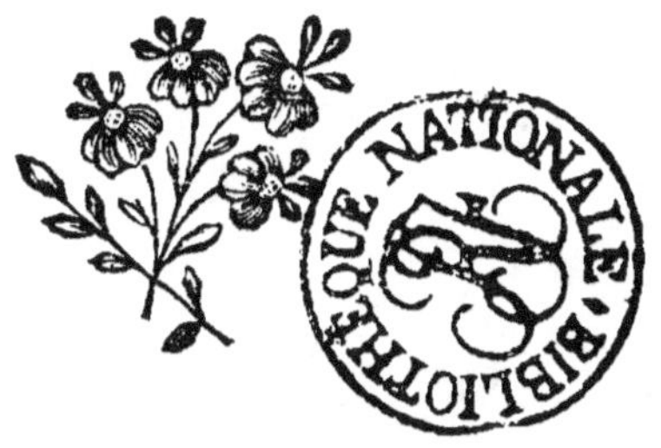

A BRUXELLES;

Et se trouve A PARIS

Chez les Libraires qui vendent les Nouveautés.

M. DCC. LXXX.

OBSERVATION
INTÉRESSANTE
SUR
UN ACCOUCHEMENT,

Par Madame BELLAMI, *Maîtresse Sage-Femme, rue S. Antoine, près la vieille rue du Temple.*

UN EXPOSÉ exact des faits relatifs à l'accouchement de Madame Blandin, ne peut manquer d'être utile aux Chirurgiens, aux Médecins, & doit fixer leur sentiment sur la section de la symphise des os pubis, dont on ne cesse de publier les avantages sans les prouver, & que répètent comme

autant d'échos la plupart des Journaux &
des Gazettes.

On s'est empressé d'annoncer ce fait dans
le Journal de Paris, & de le présenter sous
un aspect qu'on a cru favorable à l'opération : il est possible qu'on en juge différemment, après que j'aurai exposé tout ce qui
s'est passé avant que je fusse mandée pour
secourir cette Dame ; je rendrai compte
aussi de ce que j'ai fait & observé, & je
laisserai aux Maîtres de l'Art à en déduire
les conséquences.

M. Sigault ayant été requis deux fois
le Jeudi 7 Octobre 1779, pour secourir
Madame Blandin, Maîtresse Tabletière,
demeurant rue de la Poterie, chez le
Batteur d'Or, & qui éprouvoit les douleurs
de l'enfantement, y est arrivé à 11 heures
du matin. Après deux examens faits avec
toute l'attention dont il est capable, il a
assuré, 1°. que la Dame Blandin ne pourroit accoucher par les seules forces de la
nature ; 2°. qu'il étoit d'une nécessité
absolue, pour sauver la vie à son enfant,
qu'il pratiquât la même opération que l'an-

née précédente ; 3°. que son bassin étoit aussi étroit que le *goulot d'une bouteille*. Il représenta cette ouverture en formant avec son doigt indicateur & le pouce un cercle d'un pouce & demi au plus de diamètre, & adapta sur cette ouverture sa tabatière, dont le diamètre avoit beaucoup plus d'étendue : au moyen de ce tableau, il crut avoir démontré l'impossibilité de l'accouchement.

Malgré tous ces raisonnemens, *qui étoient sans doute très-convainquans*, il ne put déterminer la Dame Blandin à supporter une opération à laquelle elle ne s'étoit déjà soumise que parce que, non-seulement on lui avoit fait espérer, mais on lui avoit assuré que son enfant naîtroit vivant : eh, que ne sacrifieroit-on pas dans cette vue ! & qu'en obtint-elle ? Un cadavre, des douleurs considérables, & un état pire que la mort.

Je crois pouvoir faire ici une observation quant aux effets de la division des os pubis, pour faciliter l'accouchement : on pourroit croire, ainsi qu'on l'a an-

noncé dans le commencement, qu'auffi-
tôt que cette divifion eft faite, l'enfant
fort tout-à-coup, s'échappe du lieu où il
étoit contenu, comme un oifeau de fa
cage lorfque la porte en eft ouverte.
L'Auteur pouvoit en être perfuadé
dans ce temps - là ; maintenant il doit
penfer différemment, puifque dans les
quatre cas où il a fait la fection, il a été
obligé d'aller chercher les pieds, & de tirer
ainfi les enfans, dont les trois derniers ont
péri dans la manœuvre.

M. Sigault fit de nouveaux efforts, employa de nouvelles armes ; il lui repréfenta
que cette feconde opération ne feroit ni fi
longue, ni fi pénible, ni auffi douloureufe
que la première , qui dura prefque une
heure : elle fut fi laborieufe, que deux per-
fonnes du nombre des affiftans fe trou-
vèrent incommodées ; l'une fortit de la
chambre, & l'autre fe mit à la croifée. Il
ne fut pas plus heureux ; la Dame Blandin
ne voulut point y confentir , difant que
puifque fon dernier enfant, malgré l'opération , avoit été amené privé de vie,

(7)

(*& elle affure l'avoir fenti remuer immé-
diatement avant l'opération*) elle préféroit
qu'on mit en ufage les moyens dont on
s'étoit fervi lors de fes premiers accou-
chemens, & qui étoient bien plus doux :
pour l'intérêt de l'humanité & pour les
progrès de l'Art, il faut convenir qu'ils
furent mal dirigés. On employa une manœuvre qui, dans le plus grand nombre
des cas, fait périr les enfans, quoiqu'il n'y
ait point de vices au baffin, c'eft d'aller
chercher les pieds de l'enfant, & de tirer
autant que les forces le permettent: foit dit
en paffant.

M. Sigault, peu fatisfait de Madame
Blandin, parla au mari, l'engagea à faire
confentir fa femme à fon opération ; il lui
en repréfenta la néceffité & l'utilité ; ce fut
même à lui à qui il dit que le baffin de fon
époufe étoit très-étroit, & à qui il fit la
démonftration dont nous avons parlé plus
haut. M. Blandin, témoin des effets & des
fuites de la première opération, qui avoit
partagé les douleurs de fon époufe, & dont
le fouvenir l'effrayoit encore, repréfenta à

M. Sigault, entre autres raisons de refus, & celle qu'il crut la plus honnête, son peu de fortune pour subvenir aux frais d'une maladie aussi grave & aussi longue que celle de l'année dernière : M. Sigault eut la générosité de lui dire que « s'il étoit plus for- » tuné, il lui donneroit six louis, & qu'il » pourroit trouver cette somme dans la » bourse de ses amis. »

Enfin la scène finit auprès du lit de la malade, où il dit « que puisqu'on ne » vouloit pas consentir à ce qu'il prati- » quât son opération, il alloit se reti- » rer, qu'il ne vouloit point employer » d'autres moyens qui tueroient imman- » quablement son enfant, & qu'on envoyât » chercher quelques autres personnes : » cette Dame accepta la proposition de M. Sigault, & dit qu'elle vouloit une Sage-Femme.

Je fus donc appelée le même jour à une heure après midi ; & ayant examiné la Dame Blandin avec toute l'attention possible, je reconnus que tout étoit disposé pour un accouchement prochain, que l'en-

fant préfentoit la tête, fans pouvoir déterminer encore dans quelle pofition elle fe
trouvoit, car les membranes n'étoient
point déchirées, & conféquemment les
eaux qui étoient en grande quantité,
n'étoient point écoulées : les douleurs de
l'enfantement étoient légères & éloignées;
elles font devenues plus fortes fur les fix
heures & demi, & à huit heures les membranes fe font déchirées, & les eaux fe font
écoulées. Je rendrai compte de l'examen
que je fis alors, après avoir expofé l'état
dans lequel je trouvai cette Dame, & ce
que j'ai fait depuis mon arrivée jufqu'à ce
temps.

La Dame Blandin étoit levée & très-
foible. Je la fis coucher fur le champ,
& lui fis donner tout ce qui étoit capable de la ranimer; mes foins furent cou-
ronnés du plus heureux fuccès, car à cinq
heures elle étoit affez bien : je n'avois encore rien prononcé fur les fuites de cet
accouchement, mais ce que j'avois obfervé
lors de mon premier examen, s'accordoit
fi peu avec l'arrêt qu'avoit prononcé M. Si-

gault, que j'étois prête à me perfuader que mes fens me trompoient. J'examinai donc la Dame Blandin avec la plus fcrupuleufe attention, & j'obfervai que la tête de l'enfant, quoique encore fort élevée, étoit bien fituée ; que la futrure fagittale étoit dans la direction du diamètre tranfverfal du détroit fupérieur, & la fontanelle antérieure & fupérieure au centre du baffin ; ce même baffin ne me parut ni petit ni grand, mais cependant affez grand pour efpérer un heureux accouchement, ce que j'affurai alors à la malade, à fon mari, & aux Dames qui étoient préfentes.

Depuis huit heures jufqu'à onze heures du foir, que l'accouchement s'eft terminé par les feules forces de la nature, la tête a continué de s'engager & d'avancer, & cette tendre mère a eu la fatisfaction d'embraffer fon fils, pour lequel elle auroit fouffert une feconde fois l'opération de M. Sigault, fi elle eût été certaine d'avoir cet avantage.

Pendant le cours du travail, je n'ai rien obfervé de particulier quant à la fortie de l'enfant, mais j'ai remarqué que les pubis étoient fortement unis entre eux, très-rapprochés, & qu'il n'y avoit aucune mobilité : la fymphife des os pubis eft au centre du baffin, ce dont je me fuis encore affurée depuis l'accouchement : j'ai été déterminée à ces recherches, parce que le mari m'a affuré que M. Sigault avoit dit que la jonction de ces os étoit fur le côté dans ce cas-ci.

Quant à l'enfant, à peine a-t-il joui de la lumière, qu'il nous a donné des preuves de fon exiftence, & fon expreffion annonçoit fa force & fa vigueur ; fa hauteur & fes autres proportions, conftituoient un enfant affez fort : comparé le lendemain avec un autre dans l'Églife de S. Jean-en-Grêve, où ils reçurent tous deux le Baptême, celui de la Dame Blandin fut trouvé le plus gros ; cet enfant fe porte bien, & eft en nourrice.

Sa mère eft autant bien qu'on pouvoit l'efpérer ; elle n'a éprouvé aucun accident de cet accouchement ; on efpère que la joie, le plaifir, en un mot, ce mouvement intérieur qui se passe en nous lorsque l'on obtient ce que l'on desire le plus ardemment, pourra rétablir le calme dans ses facultés intellectuelles; car cette Dame qui avoit toujours joui d'une bonne santé & du libre exercice de toutes ses fonctions jusqu'à son accouchement Sigaultien, dont les suites furent fâcheuses, tomba alors dans un état de démence, tel, qu'elle est incapable de vaquer à ses affaires domestiques, & qu'on n'ose la laisser seule : son mari pense que ce fâcheux état est un effet de l'opération & du chagrin que sa femme éprouva de la perte de son enfant, & il en est si persuadé, qu'il l'a reproché à M. Sigault, « qui a répondu qu'il n'étoit pas le » maître de gouverner le cerveau de son » épouse. »

Encore un mot, & je finis : j'ai exposé tout ce qui s'est passé avant que je fusse mandée pour secourir la Dame Blandin, ainsi que ce que j'ai fait & observé ; maintenant c'est aux Maîtres de l'Art, aux Savans, à en tirer les conséquences qui pourront favoriser ou combattre la

nouvelle opération, ou plutôt l'opération renouvelée, car un Chirurgien
de Paris, très-célèbre, nommé *Séverin
Pineau*, semble l'avoir indiquée en 1579;
& M. *Petit*, Médecin de la Faculté de
Paris, Professeur d'Anatomie & d'Accou-
chemens, racontoit à ses Élèves, en parlant
de l'enclavement de la tête de l'enfant, que
chez certains peuples on proposoit ou on
faisoit, je ne sais lequel des deux, la section de la symphise des os pubis, pour faciliter l'accouchement; il finissoit ce récit
par rejeter ce moyen. Des Élèves de ce
savant Professeur, & qui sont maintenant
dignes d'honorer leur cher Maître, étoient
en correspondance avec M. Sigault, à qui
ils communiquèrent ce moyen pour faciliter l'accouchement, & ce ne fut qu'après
l'avoir appris d'un de ces Messieurs, qui lui
communiqua aussi qu'il vouloit faire des
expériences pour s'assurer de l'avantage
qu'on pourroit retirer de cette opération,
qu'ils en firent ensemble, & ils en tirèrent
des conséquences opposées, &c. &c. &c.

On sera peut-être surpris que je sois aussi

inftruite, parce qu'on ignore que depuis l'inftant où on a parlé de cette opération, j'ai mis tout en ufage pour favoir ce qui avoit été dit & fait pour & contre, mais je m'apperçois que je m'écarte de mon fujet. Je finis, en affurant que je ferai bien dédommagée de mes peines, fi ces remarques peuvent être de quelque utilité aux gens de l'Art; c'eft le feul & unique but que je me fuis propofé, & l'objet de tous mes vœux feroit que tous les Savans s'occupaffent continuellement des moyens de diminuer les infirmités humaines pendant le court efpace de notre exiftence, & principalement lors de notre reproduction.

F I N.